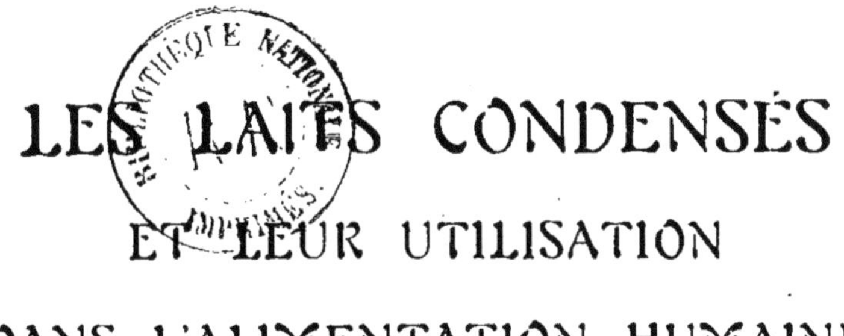

LES LAITS CONDENSÉS
ET LEUR UTILISATION
DANS L'ALIMENTATION HUMAINE

PAR LE

Docteur G. VARIOT

MÉDECIN HONORAIRE DE L'HOSPICE DES ENFANTS ASSISTÉS
ANCIEN CHEF DES SERVICES DE L'INSTITUT DE PUÉRICULTURE
PRÉSIDENT-FONDATEUR DE LA « GOUTTE DE LAIT » DE BELLEVILLE

Il a été tiré de cette monographie soixante-dix exemplaires sur papier bouffant alfa, numérotés de 1 à 70.

LES LAITS CONDENSÉS
ET LEUR UTILISATION
DANS L'ALIMENTATION HUMAINE

APERÇU GÉNÉRAL

L'industrie des laits condensés, qui était déjà très importante en Europe et dans le nouveau monde depuis une trentaine d'années, a pris un développement plus grand encore depuis la guerre mondiale, qui a obligé de recourir aux méthodes nouvelles pour l'alimentation des millions d'hommes sous les armes, et aussi, pour l'élevage des nourrissons, à cause de la raréfaction des laits frais. Rappelons que cette industrie est d'origine française : elle a eu comme point de départ les recherches de APPERT (1821) et de MARTIN de LIGNAC (1849) (1). Depuis lors, les procédés de fabrication ont été sans cesse en se perfectionnant et ont permis d'obtenir des produits, dont la valeur alibile est plus ou moins parfaite et dont la conservation est bien assurée pendant un long temps.

Deux méthodes distinctes sont surtout en usage actuellement dans la fabrication des laits condensés. La première consiste dans l'emploi de la chaleur qui stérilise entièrement le lait, en détruisant tous les ferments saprophytiques ou pathogènes qui peuvent l'altérer par leur pullulation. Après évaporation, le lait est réparti dans des boîtes métalliques, hermétiquement scellées, qui sont portées à une température de 115-120°. Aucun microorganisme, aucune spore ne résiste à cette surchauffe et le produit peut être considéré comme inaltérable. Nous reviendrons plus loin, sur les détails de cette stérilisation parfaite que l'on cherche à réaliser dans les laits condensés non sucrés. Ceux-ci, tantôt purs, contiennent intégralement les substances constituant le lait, l'eau exceptée ; mais un assez grand nombre, surtout à l'étranger, sont écrémés, *standardisés*, comme on dit en Amérique, avant leur condensation.

La seconde méthode de préparation des laits condensés fait intervenir un conservatif non seulement inoffensif, mais au contraire

(1) Martin de Lignac. — *Comptes-rendus de l'Académie des Sciences*, t. 29, p. 144, 1849.

fort utile dans l'alimentation, le sucre, le saccharose qui est ajouté en assez forte proportion au lait, avant qu'on ne procède à son évaporation et à sa condensation. Ces laits dits *condensés sucrés* n'ont pas besoin pour se conserver d'être absolument stériles, ni par conséquent d'être portés à une température aussi élevée que les laits condensés ordinaires. Ils sont simplement pasteurisés, puis après addition d'une proportion convenable de sucre, ils sont évaporés dans le vide à une température assez basse. — Disons tout de suite, et nous le prouverons plus loin, que les laits condensés sucrés qui n'ont pas subi l'action brutale de la chaleur à 120°, ont une valeur nutritive supérieure à celle des laits condensés non sucrés et qu'ils sont spécialement à recommander dans l'alimentation infantile, alors que les nourrissons, pendant 8 à 9 mois consécutifs, ne doivent pas ingérer d'autres substances que celles contenues dans le lait. — Voyons les avantages des laits condensés.

Il n'est pas surprenant que la conservation bien assurée des laits condensés puisse les faire préférer, dans les grandes villes particulièrement, aux laits frais.

Dans la campagne où sa provenance est connue, où sa pureté ne peut être suspectée, cet aliment naturel a une supériorité incontestable.

Pendant l'hiver, les fermentations du lait sont ralenties et son adduction dans les villes est relativement aisée ; mais pendant les chaleurs de l'été la multiplication des ferments dans le lait, qui est un excellent bouillon de culture, suivant l'expression des bactériologistes, a comme conséquence, la pollution de ce liquide et souvent même la production de toxines élaborées par les microbes. La fermentation lactique avancée, qui se traduit par la coagulation de la caséine, n'est pas l'altération la plus redoutable, car elle est évidente et fait rejeter immédiatement le produit de la consommation. Mais, il arrive souvent que les laits fermentés, qui ne coagulent pas à l'ébullition, sont toxiques pour les nourrissons et déterminent des réactions gastro-intestinales pouvant aller jusqu'au choléra infantile. Les diarrhées estivales produites dans ces circonstances sont, on le sait bien, un des facteurs principaux de la mortalité infantile. De pareilles éventualités ne sont pas à redouter lorsqu'on manie convenablement des laits condensés de bonne qualité.

Il faut bien parler aussi des altérations du lait causées non par les ferments, mais produites directement par les commerçants peu scrupuleux. Les fraudes de ce produit ont augmenté de fréquence depuis que son prix est devenu plus élevé. Ce n'est pas ici le lieu d'entrer dans des détails sur ce sujet attristant, mais il faut bien dire que dans les grands centres, à Paris surtout, le mouillage et l'écrémage du lait sont devenus courants chez les crémiers indélicats et que les fraudes sont devenues si nombreuses qu'elles sont irrépressibles. Notre législation est insuffisante pour défendre la pureté du lait et nos mesures de police sont inefficaces. Les récipients de lait ne sont pas scellés comme ils devraient l'être. D'ailleurs, l'appât du gain est tel que les laitiers ne craignent pas de s'exposer à des amendes. Les condamnations devraient être plus rigoureuses, car on devrait penser que le lait est l'unique aliment des bébés et que le mouillage et l'écrémage, trompant les mères sur la valeur nutritive de l'aliment introduit dans le biberon, ont comme conséquence fréquente l'hypo-alimentation, le retard d'accroissement et parfois même l'inanition. Ce n'est pas l'un des moindres avantages des laits stérilisés industriellement et aussi des laits condensés d'être infraudables, parce qu'ils sont hermétiquement scellés. Il est vrai que certains laits condensés sont partiellement écrémés, mais ce sont surtout des laits non sucrés, surchauffés, fabriqués à l'étranger et dont l'usage n'est pas à recommander dans l'élevage artificiel. Le chauffage à 120°, qui donne une stérilisation absolue, détruit en même temps que les microbes, des ferments spéciaux stimulant l'assilimilation et la nutrition : on leur donne le nom de vitamines. Les aliments privés de ces ferments finissent à la longue par produire dans l'organisme des troubles plus ou moins graves et en particulier le scorbut. Chez les adultes qui ne consomment généralement qu'une faible quantité de lait relativement aux autres aliments non dévitaminés qu'ils ingèrent, le lait condensé surchauffé n'offre pas grand inconvénient ; il en est tout autrement pour l'enfant du premier âge qui ne peut utiliser d'autres substances alimentaires que celles contenues dans le lait. Il n'est pas rare, ainsi que l'ont remarqué depuis longtemps Cheadle et Barlow, de voir des nourrissons, recevant exclusivement des laits surchauffés non sucrés, présenter des accidents scorbutiques. Disons tout de suite qu'une expérience déjà longue nous a appris que ces troubles fâcheux et même graves de la nutrition sont inconnus dans le premier âge, lorsqu'on recourt pour l'élevage artificiel aux laits sucrés condensés à une basse température et dans lesquels les vitamines sont respectées.

Il y a donc une distinction fondamentale à établir dans les résultats obtenus pour l'alimentation des enfants avec les laits condensés sucrés et les laits condensés non sucrés et surchauffés. Ce sera le rôle des médecins et des hygiénistes d'éduquer les mères pour qu'elles ne confondent pas les diverses marques de laits condensés, car cette confusion pourrait avoir des conséquences funestes pour l'élevage artificiel.

Je ne puis qu'indiquer ici les avantages précieux de la condensation du lait pour son transport et son maniement. Pendant la guerre, d'énormes quantités de ce lait ont pu être consommées aux armées, surtout dans les ambulances ; en effet, il eut été impossible dans ces conditions d'assurer l'adduction du lait frais. Dans l'alimentation des navigateurs, le lait condensé a pris une grande place. Dans nos colonies, et spécialement au Maroc, Mme la Maréchale Lyautey a pu utiliser des stocks de laits condensés pour alimenter les bébés dans les *Gouttes de lait*, qu'elle a fondées et qui fonctionnent si utilement à Casablanca, à Rabat, etc... Il en est de même en Indo-Chine (1).

Dans nos *Gouttes de lait*, surtout depuis la guerre, nous distribuons de grandes quantités de lait condensé sucré Gallia. Je ne crains

---

(1) J'ai eu la satisfaction de visiter récemment, à Tunis, une « Goutte de lait » très bien organisée sous les auspices de la Société de la Croix Rouge, S. B. M., et fonctionnant régulièrement avec du lait condensé sucré.

pas de répéter que les laits condensés sucrés sont les seuls qui n'offrent pas d'inconvénients pour les nourrissons.

Ces laits sont d'un maniement bien plus facile que les laits frais stérilisés. Ce serait un énorme travail que de laver et de stériliser chaque jour des milliers de biberons pour distribuer le lait à 150 enfants, comme nous le faisons chaque matin à la *Goutte de lait* de Belleville. Au lieu de cela, les mères reçoivent des boîtes de lait condensé sucré avec un biberon gradué et des instructions précises pour diluer une, deux ou trois cuillerées à café dans la quantité fixée d'eau bouillie, suivant la ration et suivant l'âge du bébé. Le transport du lait en boîte est bien plus aisé que celui du lait frais ou stérilisé dans des flacons. J'ai appris que des dames visiteuses portaient elles-mêmes des boîtes de lait condensé chez les éleveuses de la campagne, incapables de stériliser le lait ordinaire. Nous verrons plus loin que le lait condensé sucré n'est pas absolument stérile ; mais il constitue cependant une sorte de confiture de lait qui ne s'altère pas pendant plusieurs jours après que la boîte a été ouverte ou perforée.

Il n'est pas exagéré de dire que c'est un lait solide, peu altérable, peu fermentescible et par suite très maniable dans les milieux populaires. Il est vraisemblable que les ferments lactiques ou autres, qui ont résisté à la stérilisation, comme nous l'exposerons plus loin, n'ont qu'une activité très diminuée et que leur multiplication est entravée par la pâte sucrée dans laquelle ils sont inclus.

INDICATIONS TECHNIQUES SUR LA FABRICATION DES LAITS CONDENSÉS

I. — Laits condensés non sucrés. Laits surchauffés

Les laits condensés sont fabriqués non seulement en France et en Suisse, mais aussi en Hollande, en Angleterre, en Amérique, en Australie, au Canada, etc... Les marques les plus souvent employées en France sont les marques Berna et Nestlé. Cette dernière serait fabriquée en Amérique depuis quelques années.

Voici d'après M. SIDERSKY (*IIe Congrès de l'alimentation*) quelques détails sur la préparation du lait condensé non sucré. La difficulté réside dans la cuisson et le produit obtenu est plus aqueux que le lait condensé sucré. Une fois introduit dans les boîtes en fer blanc et fermées hermétiquement, il faut les stériliser de préférence dans un bain-marie autoclave porté à la température de 120°. Les boîtes disposées dans un support approprié sont plongées dans l'eau bouillante de la chaudière qu'on ferme ensuite hermétiquement et on introduit la vapeur dans la double paroi afin d'atteindre la température voulue et de la maintenir pendant quelques minutes. On ne peut pas songer à la stérilisation par la vapeur. Les boîtes bien stérilisées se conservent indéfiniment. Ces laits peuvent être fabriqués soit avec des laits naturels ou avec des laits plus ou moins écrémés.

Voici, d'après Sidersky, la composition moyenne de ces laits :

Tableau

Lait condensé non sucré

	Lait non écrémé	Lait écrémé
Eau	61.46	68.62
Matières azotées	11.17	12.43
Matières grasses	11.42	0.26
Lactose	13.96	15.73
Matières minérales	1.99	2.96
	100.00	100.00

Voici, d'autre part, des renseignements techniques très précis sur la fabrication des laits condensés et stérilisés qui nous sont fournis par la Cie Berna à Thoune (Suisse).

L'usine de la Cie du Lait Berna en produit de 3 sortes :

1° Lait condensé non-sucré ;
2° Lait évaporé ;
3° Lait stérilisé naturel.

Les deux premières ne se distinguent que par le degré de concentration, le lait condensé non sucré étant réduit à environ 40 % de son poids, tandis que le lait évaporé n'est réduit qu'à environ 50 % de son poids. Le lait stérilisé naturel est, comme l'indique le nom, stérilisé sans condensation préalable.

La principale difficulté que présente la fabrication du lait non sucré quel qu'il soit, est l'apparition presque inévitable du goût de lait cuit dû à la stérilisation. Néanmoins, les essais poursuivis méthodiquement pendant des mois à l'usine de la Cie Berna et certaines modifications apportées récemment aux appareils utilisés couramment pour la fabrication du lait non sucré ont eu pour résultat de réduire ce goût à un minimum.

Le lait ayant subi un traitement préalable identique à celui du lait condensé sucré, la fabrication du lait non sucré proprement dite compte respectivement 5 phases :

1° La condensation (pour le lait condensé non sucré et le lait évaporé seulement) ;
2° L'homogénéisation du lait chauffé ;
3° La mise en boîtes ;
4° La stérilisation ;
5° Le refroidissement.

La sélection se fait de la même manière que pour le condensé sucré, après quoi, le lait traverse la machine à homogénéiser qui le presse à 2-300 atmosphères à travers des canaux minuscules, afin de diviser finement les globules gras : on empêche ainsi la crème de se séparer du lait dans la boîte. Puis, la mise en boîtes s'opère comme pour le condensé sucré, mais dans des boîtes dont les fonds et les couvercles ont été munis de joints en caoutchouc avant d'être sertis. Les boîtes sont introduites dans un autoclave de stérilisation et chauffées à la vapeur progressivement jusqu'à 115°, température à laquelle elles restent exposées le temps nécessaire à la destruction totale de tous bacilles ; elles sont ensuite refroidies brusquement avec de l'eau introduite dans l'autoclave par des conduites à grand débit. Le refroidissement terminé, il n'y a plus qu'à étiqueter et emballer.

La composition du lait condensé Berna non sucré est la suivante :

Lait condensé non sucré :

Eau	67.86 %
Matières grasses	10.07 %
Lactose	10.74 %
Caséine et albumine	9.37 %
Matières minérales	1.96 %
	100.00

Il est à remarquer que la température de 115° à laquelle est portée le lait condensé non sucré est à la limite extrême où les vitamines sont plus ou moins respectées. Nous avons rapporté plus haut que, d'après Sidersky, certains laits condensés sont portés à 120° ; les vitamines et les ferments de cet ordre ne résistent pas à cette chaleur et la valeur alibile de ces laits est plus ou moins troublée.

A la rigueur, si on y est contraint, on pourra charger le biberon pendant un mois ou deux, pendant une traversée par exemple, avec du lait condensé *pur* non sucré et de bonne marque ; mais, après *quelques mois*, il deviendrait dangereux de continuer à administrer aux nourrissons des laits surchauffés à 115 ou à 120°, c'est-à-dire plus ou moins dévitaminés. On a vu nombre de fois, dans ces circonstances, surgir des troubles plus ou moins accentués de scorbut infantile, avec anémie profonde, extravasation de sang sous le périoste et sous les téguments, paraplégie douloureuse, etc...

J'ai observé dans un cas, chez un enfant qui avait reçu pendant 9 mois consécutifs du lait condensé non sucré, les yeux exorbités par une grande ecchymose sanguine. Il est encore plus commun avec ces laits de noter des manifestations de rachitisme avec tuméfaction des épiphyses et troubles généraux de l'ossification qui entravent le développement et retardent la marche de l'enfant. Pour toutes ces raisons, les pédiatres expérimentés interdisent l'emploi de ces laits condensés non sucrés pour élever artificiellement les nourrissons. Si l'on n'avait aucun autre lait à sa disposition, comme sur les navires, dans une ville assiégée, on chercherait à retarder les accidents scorbutiques en administrant du jus d'orange ou du citron, de la pomme de terre écrasée dans le lait et de petites quantités de citrate de soude qui semble avoir des propriétés antiscorbutiques.

Pour les adultes, on ne saurait trop y insister, les conditions sont tout autres à l'état normal, et le lait condensé n'entrant que pour une part dans l'alimentation peut très bien être utilisé ; les vitamines sont en quantité suffisante dans les autres aliments qui entrent dans la composition habituelle des repas. Il est facile, en diluant ces laits avec de l'eau, de reconstituer un lait d'une valeur alibile plus ou moins voisine du lait normal de vache représentant environ 600 calories par litre. Un lait condensé contenant par exemple 10 % de beurre devra être étendu d'environ deux fois et demie de son volume. A l'état pathologique, dans les affections rénales qui exigent un régime déchloruré ou dans d'autres maladies qui imposent le régime lacté exclusif pendant assez longtemps, on ne saurait conseiller l'emploi des laits condensés non sucrés ; il en est de même dans l'alimentation infantile et pour les mêmes raisons ; à fortiori, on ne devra pas recourir aux laits condensés plus ou moins écrémés, puisqu'ils sont privés d'une quantité plus ou moins grande de leur beurre dont la valeur énergétique est capitale. Mais, pour les adultes bien portants, le lait écrémé est utilisable faute d'autre.

Ce serait nous écarter de notre sujet que d'étudier ici les laits en poudre ; les laits désséchés sont entièrement privés de leur eau de constitution et la dessication ne peut être obtenue qu'après un écrémage plus ou moins complet. Il nous suffira de signaler que les laits en poudre, eux aussi, peuvent entrer dans l'alimentation des adultes ; mais jusqu'à présent les procédés de fabrication n'ont pas permis de fabriquer des produits qui soient recommandables pour les nourrissons.

A la Conférence nationale des *Gouttes de lait*, tenue à Fécamp en 1912, M. Porcher (de Lyon) a vanté les avantages des laits en poudre dans l'élevage artificiel. A la suite de cette communication, j'ai cru devoir entreprendre une série de recherches de contrôle dans les nourriceries de l'Institut de puériculture de l'Hospice des enfants assistés et je suis arrivé à des résultats défavorables, en complet désaccord avec les assertions de M. Porcher et d'un certain nombre d'autres observateurs. J'ai même constaté des accidents assez sérieux pour être obligé d'arrêter mes essais avec des solutions de lait en poudre préparées dans notre laboratoire ; aussi nous nous sommes cru autorisés à formuler la conclusion suivante : « Bien loin d'être un progrès sur nos méthodes antérieures d'allaitement artificiel, cette modification du lait nous paraît plutôt nuisible à son utilisation physiologique. Il semble certain que le lait, désséché tout au moins suivant les méthodes actuelles, est inférieur aux autres laits stérilisés ». Ces conclusions se rapprochent de celles de M. PLAUCHU (de Lyon) sur le même sujet (1).

II. — Procédés techniques de fabrication du lait condensé sucré

La fabrication de ces laits s'est beaucoup développée aussi bien en France qu'en Suisse et dans les autres pays étrangers. On a reconnu que l'addition d'une forte quantité de sucre au lait avait un rôle antiseptique qui assurait complètement sa conservation, bien qu'il n'ait été que pasteurisé. D'autre part, le surcroît de sucre, de saccharose, ajouté aux substances entrant dans la constitution du lait, favorise plutôt la bonne utilisation de ces substances dans les processus nutritifs, ainsi que nous le démontrerons plus loin par les heureux résultats obtenus dans l'élevage artificiel des enfants.

Depuis 1913, nous avons manié le condensé sucré de la marque française « Gallia » sur une très grande échelle ; nous avons fait distribuer environ 200.000 boîtes de ce lait à plus de 6.000 enfants et notre expérience jointe à celle de nombreux observateurs nous permet dès maintenant de formuler des conclusions fermes sur la valeur de ce lait dans l'alimentation humaine.

Voici d'abord quelques détails techniques sur la préparation du lait condensé sucré « Gallia » qui nous ont été communiqués par le laboratoire de l'Usine de Neufchâtel-en-Bray, en Normandie.

« Le principe de la fabrication du « Gallia » et de tous les autres produits analogues est bien connu. Le lait est tout d'abord pasteurisé et additionné en même temps de sucre pur, puis soumis à une évaporation dans le vide à une température inférieure à 45°. Lorsque la concentration a amené le lait sucré à une consistance convenable, le produit est abandonné à une réfrigération lente, sous agitation continuelle, pour éviter une cristallisation du lactose, jusqu'à ce qu'il ait atteint une température de 12 à 13°. Il est alors mis en boîtes qui sont hermétiquement closes.

On obtient ainsi une véritable confiture de lait dont la teneur en saccharose atteint des chiffres qui oscillent autour de 40 %. Les autres éléments du lait s'y retrouvent dans les proportions suivantes :

Matières grasses	9–11 %
Caséine	9–10 %
Lactose	12–14 %
Cendres	2 %

(1) Essai sur la valeur alibile du lait désséché par MM. Variot, Zuber, Lavialle et Sédillot. *Bulletin de la Société de pédiâtrie de Paris*, 1913.

Le lait mis en œuvre n'est que pasteurisé, tout comme le lait de consommation courante, *et non stérilisé*. Sa concentration est opérée ensuite à température peu élevée. Il ne subit donc à aucun moment l'action forte et prolongée de la chaleur, et conserve par conséquent tous ses éléments sensiblement dans le même état chimique, c'est-à-dire, sous une forme aussi facilement assimilable que le lait frais. »

Ce qu'il importe encore de remarquer, c'est que ce produit, qui n'est conservé que par sa forte concentration saccharique, est d'une préparation fort délicate. Le sucre même à la dose où il est employé ne fonctionne que très imparfaitement comme antiseptique. Plusieurs espèces microbiennes peuvent fort bien se développer, en effet, dans le lait concentré sucré, y provoquant des altérations plus ou moins profondes, qui en compromettent fortement la valeur hygiénique, quand elles n'en provoquent pas une avarie totale, le rendant absolument impropre à toute consommation.

Nous avons trouvé dans les laits concentrés sucrés, étudiés dans nos laboratoires, une flore microbienne fort variée, mais où prédominent le *Bacillus subtilis*, les levures, les ferments butyriques et propioniques, puis des bacilles sporulés fort résistants qui attaquent le saccharose et le lactose, voisins de celui décrit par MAZÉ sous le nom de *bifermentant* (1).

Il est clair que des laits où pullulent de tels microorganismes peuvent être d'un emploi dangereux pour l'alimentation des enfants.

Aussi nous sommes-nous attachés, dans la fabrication de notre condensé « Gallia », à nous placer à l'abri de toutes les contaminations qui peuvent y être apportées par le lait, le sucre, par le personnel et les ustensiles au cours du travail. Les laits qui ont été recueillis proprement et traités avec soin ne doivent pratiquement renfermer que

(1) Nous avons fait pratiquer par notre interne *M. Russesco*, à l'Institut Pasteur sous le contrôle de M. Legroux, *quelques recherches bactériologiques sur le lait condensé « Gallia »*. — En voici le résultat :

PREMIÈRE BOITE *(7 mars)* : 1 cc. de lait versé dans un tube de gélose, puis coulé dans une boîte Pétri, nous donne des colonies isolées en 24 heures. Par réensemencement, on obtient les résultats suivants :

Bouillon : trouble homogène, ondes moirées, dépôt adhérent se soulevant par l'agitation en tire-bouchon. *Gélatine :* pas de liquéfaction. *Gélose :* petites colonies, transparentes puis opaques. *Lait :* Coagulation en 36 heures. *Sucres :* tous réduits. *Pomme de terre :* culture peu abondante. *Gélose Veillon :* aérobies autant qu'anaérobies. *Examen à l'état frais :* Diplocoques en chaînettes ou en amas, immobiles. *Examen à l'état coloré :* Gram positif.

En résumé dans la première boîte : Diplocoques en chaînette ou en amas, aérobies et anaérobies, immobiles, Gram positif. *Entérocoque* (Thiercelin), *pouvant faire fermenter le lait.*

DEUXIÈME BOITE *(12 mars)* : 1 cc. de lait, dans un tube de bouillon, nous donne en 24 heures un trouble avec voile épais et dépôt assez abondant. Examen direct à l'état frais: Cocci et un Bacille. Par passages répétés en milieux solides, on réussit à les séparer : le Coccus est un Diplocoque identique à celui décrit plus haut : *Entérocoque* Le Bacille réensemencé sur différents milieux nous donne : *Bouillon :* des flocons abondants se forment à la surface du liquide, ils tombent avec le temps au fond du tube. *Gélose inclinée :* colonies à bord sinueux, blancs grisâtres, aplaties et *granuleuses. Pomme de terre :* enduit blanchâtre. *Gélose Veillon :* aérobies strictes. *Lait :* ensemencé le 22 mars, il n'avait rien donné jusqu'au 24 au soir. *Examen direct à l'état frais :* immobiles. *Examen à l'état coloré :* Bacilles sporulés ; Gram positif.

En résumé : Bacilles immobiles, sporulés, aérobies, saprophytes, Gram positif : *Anthracoïdes* (Hueppe et Wood) saprophyte extrêmement résistant grâce à ses spores.

En résumé : PREMIÈRE BOITE : *Entérocoque*. DEUXIÈME BOITE : *Entérocoque et Antrachoïdes.*

des ferments lactiques, qui sont tués par la pasteurisation, sauf quelques rares espèces résistantes, inoffensives d'ailleurs, et qui prolifèrent fort peu dans le produit fabriqué. Ces quelques ferments lactiques résistants doivent constituer, à eux seuls, toute la flore microbienne d'un lait condensé sucré de bonne qualité.

L'examen bactériologique, auquel sont soumis les laits reçus à l'usine de Neufchâtel, nous permet d'éliminer tous ceux qui renferment des germes résistants (*subtilis*, butyriques, etc...).

Les sucres sont l'objet de traitements et de soins extrêmement minutieux, qui nous permettent aujourd'hui de ne les ajouter aux laits qu'absolument purs de germes microbiens de quelle qu'espèce que ce soit.

La propreté du travail est enfin journellement contrôlée par des analyses bactériologiques du produit, aux différentes phases de sa fabrication, qui permettent de découvrir rapidement les contaminations lorsqu'elles viennent à se produire, et d'y remédier pour les opérations suivantes ».

Il nous paraît vraisemblable d'admettre que la flore microbienne très restreinte du lait condensé sucré est entravée dans sa pullulation parce qu'elle est plongée dans une matière très riche en saccharose. La reviviscence possible dans les solutions aqueuses étendues indique qu'il est préférable, surtout pour les nourrissons, de ne pas préparer les dilutions de lait trop longtemps à l'avance. Dans les conditions ordinaires, la stérilité des boîtes n'est pas compromise même après deux ou trois jours de perforation des boîtes.

Il est intéressant de rapprocher des renseignements techniques, fournis par notre grande usine française de fabrication de lait condensé sucré Gallia, les documents qu'a bien voulu nous communiquer le laboratoire de la Cie Berna, dont les usines fonctionnent à Thoune (Suisse) ; le lait utilisé pour la condensation est produit et ramassé dans des conditions soigneusement contrôlées. Le lait, refroidi immédiatement après la traite, est porté à la laiterie où il est pesé, refroidi une seconde fois et réexpédié une heure au plus après la traite, soit par wagons, soit par camions automobiles. Arrivé à l'usine, chaque bidon est vérifié minutieusement ; l'arôme, l'acidité, la teneur en matière grasse sont contrôlés et le lait qui n'est pas irréprochable est refusé. Grâce à la rapidité du transport, l'acidité du lait à son arrivée à l'usine est la même qu'immédiatement après la traite (70° d'après la méthode Soxhlet-Henkel). Après cet examen, le lait est tamisé, nettoyé au moyen de turbines ou de filtres centrifuges qui le débarrassent de toutes les impuretés (telles que poussières d'étable, etc... qui n'ont pas été retenues par le tamisage préalable) et les bidons vides sont ensuite lavés à l'eau de soude, rincés et stérilisés à la vapeur, après quoi leur étamage est vérifié.

Afin d'éviter la présence de mouches, la plus grande propreté est observée aussi bien autour que dans l'usine ; à cet effet, on a adopté dans tous les locaux de fabrication un dallage spécial à l'exclusion du ciment, du béton, et de l'asphalte et les murs sont revêtus de carreaux en fayence blancs, rendant le lavage journalier facile et efficace. L'aération des locaux est abondante et le passage du lait à l'air libre est pratiquement supprimé. Toutes les conduites de lait sont en cuivre étamé et démontables en tronçons courts, de manière à faciliter le nettoyage journalier et à assurer une propreté méticuleuse. L'eau employée autant pour le lavage que pour la préparation du sirop provient d'une nappe souterraine dont les résultats d'analyse, au point de vue pureté, équivalent à ceux de l'eau d'Évian et dont la température, même en été, n'excède jamais 12°.

La fabrication comporte 4 phases successives :

1° Pasteurisation brusque du lait ;

2° Condensation dans le vide après addition du sirop ;

3° Refroidissement progressif du lait condensé ;

4° Mise en boîtes et fermeture.

Un grand soin est apporté dans le choix du sucre, qui doit être raffiné sans bleu et de toute première qualité (pureté : 99,88–99,95 %, déterminé par analyse ou par polarisation). Les sucres de qualités secondaires présentent des dangers de fermentation et de présence de sucre inverti qui peuvent non seulement compromettre, mais même rendre impossible la conservation parfaite du lait condensé.

Le sucre est dissous dans l'eau absolument pure dont il a été parlé plus haut et le sirop est porté à une température voisine du point d'ébullition, de manière à en séparer toutes les impuretés ; puis, il est filtré et va ensuite couler dans les bacs où il est mélangé au lait déjà pasteurisé. Le mélange intime des deux liquides est assuré par la violente ébullition qui se produit à environ 48°-50° dans les appareils à condenser dans le vide. La condensation doit être arrêtée au moment précis où le degré de concentration est atteint et, comme il s'agit là d'une fraction de minute, on ne peut déterminer ce moment qu'au moyen de méthodes empiriques en soutirant des échantillons en successions très rapides. C'est à ce moment que doivent intervenir l'adresse et l'expérience personnelle du condenseur.

Une fois la condensation terminée, le lait condensé est conduit rapidement dans des appareils rotatifs à circulation d'eau, où il est maintenu constamment en mouvement pendant qu'il est refroidi graduellement. Ceci a pour but d'éviter la cristallisation du sucre. Après le refroidissement, le lait condensé traverse un tamis et va directement dans les machines à remplir où s'effectue la mise en boîtes suivie immédiatement du sertissage du couvercle, de l'étiquetage et de l'emballage automatique.

Toutes ces opérations si délicates et si compliquées pour la préparation du lait condensé sucré s'appuient sur des données vraiment scientifiques, on le voit.

Voici une analyse contenant la composition moyenne du lait condensé sucré Gallia qui a servi à la longue expérience que nous avons poursuivie depuis 8 ans dans l'alimentation des enfants du premier âge.

Composition moyenne du lait condensé sucré en 1913 :

Eau	23 %	
Extrait à 100°	77 %	
Beurre	10.85 %	
Caséine	8.5 %	
Cendres	1.9 %	
Lactose	11.42 %	(Lavialle)
Saccharose	39.75 %	

Voici, d'autre part, des analyses comparatives de divers laits condensés pratiquées en Angleterre et établissant la teneur comparée en beurre de plusieurs marques différentes.

Berna	11.00 %	10.90 %
Nestlé	9.32 %	9.30 %
Borden's « Eagle » Brand	8.50 %	8.20 %
Libby's	8.48 %	8.80 %

Les analyses comparatives des laits Berna, Nestlé, Borden et Libby, faites depuis 1919, par des chimistes compétents de Londres, établissent la supériorité du lait Berna, surtout sur les laits américains qui sont généralement « standardisés », c'est-à-dire, qu'ils ne contiennent que la quantité de matières grasses, exigée par la loi américaine, ce qui permet un écrémage partiel, tandis que, d'après la loi suisse, un lait, quelle que soit sa richesse en crème, ne peut être vendu sous le nom de « lait entier » aussitôt qu'il est écrémé si peu que ce soit.

La loi et la réglementation de la vente du lait en France proscrivent aussi l'écrémage et il est bon que le public soit averti de l'infériorité de certains laits condensés que l'on trouve en quantité sur notre marché. La valeur nutritive de ces laits est abaissée en raison directe du taux de l'écrémage, c'est-à-dire de l'enlèvement d'une partie du beurre.

Il faut que les mères se tiennent sur leur garde si elles sont obligées faute d'autre, de recourir aux laits condensés non sucrés dans l'alimentation infantile ; elles devront rétablir l'iodynamie de ces laits, après dissolution dans l'eau, en ajoutant une quantité assez forte de sucre pour compenser les calories qui ont été enlevées par l'écrémage. Il est difficile de fixer la proportion de ce sucrage, car on ignore généralement le taux de l'écrémage. Cette raison nous paraît suffisante pour nous permettre d'écarter, autant que possible, certains laits condensés de l'élevage artificiel qui exige des laits purs et de première qualité, dans lesquels le beurre doit avoir son taux habituel.

Voici le tableau d'analyses d'autres marques de lait condensé sucré empruntées à Siderski.

Lait condensé sucré

	Lait non écrémé			Lait écrémé
	NESTLÉ	ANGLO-SUISSE	AMÉRICAIN	
Eau	24.62	24.65	28.02	28.94
Matières azotées	10.09	11.10	8.06	12.71
Matières grasses	11.39	9.55	9.58	2.63
Lactose	11.70	11.48	12.89	13.99
Saccharose	40.20	41.22	39.92	39.49
Matières minérales	2 »	2 »	1.53	2.24
	100 »	100 »	100 »	100 »

Composition du lait condensé sucré Berna

Eau	24.58 %
Matières grasses	11.47 %
Lactose	12.19 %
Sucre	39.30 %
Caséine et albumine	10.46 %
Substances minérales	2.00 %

Nous croyons devoir reproduire aussi les analyses de lait condensé sucré faites par différents chimistes.

	Muntz	Alquier	Lavialle	François	Muntz	Sidersky		
						Lait Nestlé	Lait anglo-suisse	Lait américain
Eau	25.7	26.44	23.00	20.56	23.80	24.62	24.65	28.02
Proteïdes	11	10.47	8.05	10.00	12	10.09	11.10	8.06
Graisses	9.5	10.07	10.85	7.40	8.5	11.39	9.55	9.58
Lactose	13.3	14.16	11.42	7.14	13.9	11.70	11.48	12.89
Saccharose	40.5	38.86	39.75	53	41.8	40.20	41.22	39.92
Cendres	—	2.00	1.90	1.9	—	2.00	2.00	1.53

Il résulte de la comparaison de ces analyses de la plupart des bonnes marques de lait, que leur composition chimique et leur teneur en principes nutritifs est très voisine et, en particulier, que la quantité de saccharose surajoutée au lait pour assurer sa conservation est presque la même. Il est permis d'en tirer une déduction pratique, c'est que les laits condensés fabriqués peuvent être, à peu près tous, maniés à la même dose.

Voici le degré de dilution du lait condensé « sucré » que nous avions adopté avec M. Lavialle dans nos premières recherches à l'Institut de puériculture en 1912.

Lait condensé	250 gr.
Eau bouillie q. s. pour un litre.	

Ce mélange présente la composition suivante en gr. :

Eau	807.5
Extrait à 100°	192.5
Beurre	27.12
Caséine	21.25
Cendres	4.75
Phosphates minéraux	2.10
Lactose	28.55
Saccharose	99.4

Un litre de ce liquide possède une valeur calorigène de 897 grandes calories, soit environ 150 calories de plus qu'un litre de lait moyen de vache.

Composition des laits du précédent tableau après dilution dans trois fois leur volume d'eau, valeur énergétique de ces laits.

	Muntz	Alquier	Lavialle	François	Muntz	Sidersky			Lait de femme	Lait de vache
						Lait Neslé	Lait anglo suisse	Lait américain		
Eau	804.25	815,9	807.5	801.4	808.5	810	810	820	874	870
Proteïdes	27.50	26.18	21.25	25	30	25.22	27.75	20.15	14.5	34
Graisses	23.75	25.18	27.12	17.50	21.25	28.47	23.18	22.95	33.7	40
Lactose	33.25	35.40	28.55	17.85	34.75	29.25	28.50	32.22	70	50
Saccharose ...	101.25	97.15	99.4	132.5	104.5	100.5	103	99.80	—	—
Cendres	—	5	4.75	4 .75	—	5	5	2.82	—	3.4
Calories totales	947	918	897	9 08	925	916	905	871	683	750
Calories utilisables	831	804	804	826	833	820	802	780	671	657

ETUDE DE L'UTILISATION PHYSIOLOGIQUE DU LAIT CONDENSÉ SUCRÉ

La forte proportion de saccharose surajoutée au lait condensé est-elle favorable à la bonne utilisation physiologique de cet aliment et quelle est la limite de tolérance de l'organisme pour le sucre ? C'est évidemment la glycosurie qui indique que les hydrates de carbones ingérés en excès ne sont pas transformés dans l'organisme pour les besoins de la nutrition.

Absorbé en quantité convenable, il est bien connu que le sucre est le combustible préféré de l'organisme aussi bien pour l'homme que pour les animaux. Dangle *(British medical Journal*, 1920, p. 66*)* a étudié son action cardiotonique ; les soldats qui absorbent 150 gr. de sucre supportent mieux les fatigues de la marche que leurs compagnons de route qui s'en sont abstenus. Les sportsmen connaissent bien cette propriété du sucre et en usent largement la veille de grands efforts.

Pour apprécier la limite de tolérance de l'organisme pour le sucre, il faut toujours en revenir aux fameuses expériences de Cl. Bernard sur le rôle glycogénique du foie. Cette glande transforme le glucose, ou sucre interverti apporté par la veine porte, en glycogène pour le mettre en réserve et l'envoyer dans la circulation générale suivant les besoins des processus nutritifs. Lorsque la barrière du foie est franchie, sans que le sucre soit transformé en glycogène, on doit considérer que la limite de tolérance de l'organisme est atteint et l'excès de sucre inutilisé passe dans les urines. Il n'est pas surprenant qu'on trouve un grand écart dans les chiffres obtenus pour fixer le degré de tolérance de l'adulte suivant les expérimentateurs.

Les uns donnent le sucre à jeun, d'autres après les repas, ou à dose massive, ou à dose fractionnée. On doit tenir compte aussi de l'état de repos du sujet ou du fonctionnement musculaire plus ou moins intense ; il va sans dire qu'un terrassier fournissant un effort mécanique considérable brûlera plus d'hydrate de carbone qu'un convalescent qui garde le lit.

Notre ancien assistant à l'hôpital du *Perpétuel secours*, M. Buriléano (de Bucarest) a fait une série d'expériences rigoureuses sur la limite extrême de tolérance des nourrissons pour le sucre en solution aqueuse. Il est bien remarquable de voir que les solutions de sucre dans l'eau, dont le taux dépasse 6 %, ont une action toxique et déterminent des troubles digestifs plus ou moins graves, tandis que, le sucre incorporé au lait, dans les laits condensés et dans les laits hypersucrés, est très bien utilisé par l'organisme. Je crois devoir relater intégralement cette partie du travail de M. Buriléano : « Sachant que le nourrisson a besoin de 100 à 120 calories par kgr. de poids dans les 24 heures, et qu'une grande partie de ces calories sont utilisées pour son entretien, nous avons donné aux enfants en expérience 20 ou 25 gr. de sucre en solutions variables : 12 gr., 10 % — 10,8 gr., 6 %. Pour recueillir les urines nous avons employé le procédé de H. O. Ruh :

une poire de Politzer, coupée obliquement, de manière à pratiquer une ouverture qui s'adapte bien à la région périnéale, est fixée par des lacs et des sous-cuisses ; à l'extrémité de l'embout de cette poire s'adapte un tube en caoutchouc mou, suffisamment long pour sortir du maillot et arriver à l'urinal mis au pied du lit. Par ce procédé, nous avons recueilli seulement une partie des urines de 24 heures. Les quantités d'urée dans les examens que nous avons pratiqués sont donc rapportées à 1.000.

Le glucose a été recherché dans les urines par la liqueur de Fehling et le saccharose par le même procédé d'après inversion par l'acide chlorhydrique.

Le résultat de ces observations est exposé dans le tableau suivant

	I	II	III	IV	V	VI	VII	VIII	IX
Age en mois	4	5	5	6	5 ½	6	2	3	2
Poids de naissance en gr.	3200	3100	3600	2800	3250	2800	2900	3100	3200
Poids au moment de l'expérience en gr.	5800	6100	6200	6600	5900	6700	4200	4900	4500
Sucre donné dans 24 h. en gr.	150	120	155	132	150	134	92	100	108
Eau	1200	960	1550	1320	1800	1625	1200	1660	1800
Concentration de la solution (p. 100)	12,50	12,50	10	10	8	8	6	6	6
Nombre de biberons en 24 h.	8	8	8	8	8	8	8	10	18
Nombre de biberons pris	2	2	2	3	4	5	8	18	9
Vomissements	+ + +	+ +	+ +	+ + +	+ +	+	Glaires	—	—
Diarrhée (Nombre des selles)	10	8	8	12	9	6	4	4	4
Température	39°5	39°1	39°3	38°9	38°9	38°5	37°8	37°5	37°6
Sucre dans les urines	—	—	—	—	—	—	Traces	—	Traces
Urée dans les urines, en gr.	8,60	10,25	7,50	9,60	8,50	6,25	3,80	4,20	4,46

Dans ces 9 cas, la limite d'assimilation du sucre de canne a été de 22 gr. par kgr. de poids et le degré maximum de concentration des solutions sucrées que le nourrisson peut supporter est de 6 %. Au-dessus de ce taux de concentration, l'eau sucrée provoque des vomissements, des selles diarrhéiques et de la fièvre L'enfant vomit l'eau sucrée d'abord, tout ce qu'il prend ensuite. Les selles sont liquides, mousseuses, vertes et de réaction acide. Leur nombre est variable d'un cas à l'autre en moyenne 8 à 10 par jour. La fièvre oscille entre 38°, 38°5 et 39°5.

Quand l'eau sucrée est supprimée et l'enfant remis au lait, en premier lieu, la fièvre disparaît ; les vomissements et les selles diarrhéiques diminuent comme nombre et quantité ; en 2 ou 3 jours, l'enfant revient à l'état normal.

Les solutions sucrées au-dessus de 6 gr. % produisent tous ces troubles et pourtant le lait, additionné de sucre à 10 %, guérit les vomissements des nourrissons comme nous le verrons plus loin. Cette action paraîtrait paradoxale au premier abord. En réalité, il y a une grande différence entre le lait additionné de sucre et l'eau sucrée. Dans le lait, la caséine forme un système colloïdal et, quand on introduit un cristalloïde dans un pareil système, à cause du phénomène de l'absorption colloïdale, le cristalloïde se partage entre le liquide intergranulaire et les granules colloïdaux ; de ce chef, sa solubilité est accrue et sa forte concentration est mieux supportée par l'organisme. A ce sujet, les exemples abondent en physiologie. Le phosphate de chaux insoluble dans l'eau se trouve en grande quantité dans le lait. Un litre d'eau à 37° dissout 0, 065 gr. d'acide urique facilement précipité à froid. Un litre de sérum de cheval à la même température dissout 0,520 gr. d'acide urique et le froid ne précipite plus cette solution. De même les urines albumineuses peuvent contenir 2 gr. et même plus d'acide urique. L'état colloïdal de la caséine facilite donc la solubilité du sucre et augmente la tolérance de l'organisme pour cet aliment.

Les vomissements et la diarrhée sont dûs non à une toxicité particulière du sucre, comme Finkelstein le croit, mais au degré de concentration des solutions employées.

Les solutions hypertoniques de sucre agiraient comme les solutions concentrées de sel marin. On sait que ces dernières solutions produisent une exosmose abondante et exagèrent le péristaltisme intestinal. Grâce à ces deux propriétés, l'eau très salée ingérée produit des vomissements et en lavements des évacuations alvines.

Les faits ci-dessus exposés nous expliquent clairement comment les solutions de lait condensé, qui contiennent environ 10 % de sucre, constituant un véritable lait hypersucré, peuvent être absorbées sans aucun inconvénient par les nourrissons, chez lesquels elles peuvent même avoir une action thérapeutique. Le saccharose est intégralement utilisé, on n'en retrouve pas de trace ni dans les urines, ni dans les matières fécales, ainsi que nous nous en sommes assurés maintes fois avec M. Lavialle. Au contraire, les solutions de lactose, à ce même taux, produisent des accidents, des diarrhées et on constate la présence de l'acide lactique dans les selles.

Il va sans dire que les solutions de lait condensé, qui conviennent si bien à la nutrition de l'organisme délicat du nourrisson, ne seront pas moins utiles dans l'alimentation des adultes normaux. Le lait condensé sucré remplace avantageusement le lait ordinaire pour la préparation du café au lait, du chocolat, du thé et des entremets divers. Avec addition de pain, il constitue des potages très nourrissants ; les vieillards s'en accommodent parfaitement et les processus digestifs sont ainsi facilités en même temps que la préparation des mets est simplifiée.

Dans certaines dyspepsies douloureuses de l'adulte, le lait condensé sucré a pu être employé avec succès. Dans une communication faite en 1915 en collaboration avec M. Buriléano à la Société médicale des Hôpitaux de Paris, nous avons mis en lumière les effets analgésiques du lait hypersucré et son action sédative sur les crises gastralgiques. MM. Mathieu et Loeper ont confirmé ces premières observations. Le lait hypersucré ne modifie pas la sécrétion gastrique ; car, dans les examens du suc gastrique, après l'emploi du lait hypersucré, nous n'avons pu relever de modification du chimisme. Nous sommes donc en droit de conclure de cette étude physiologique et d'observations très nombreuses concordantes, que le lait condensé sucré convient très bien dans l'alimentation des adultes comme dans celle des nourrissons (1).

MODE D'EMPLOI DU LAIT CONDENSÉ SUCRÉ DANS L'ALLAITEMENT ARTIFICIEL A L'ÉTAT NORMAL ET PATHOLOGIQUE AVANTAGES ET INCONVÉNIENTS

Pendant assez longtemps, le lait condensé sucré fut englobé dans la même défaveur que les laits condensés non sucrés et fut déconseillé par les médecins dans l'élevage artificiel. Cheadle et Barlow avaient démontré que des accidents assez fréquents de scorbut survenaient chez les nourrissons qui recevaient, au lieu de lait, des aliments de conserve.

Au sujet du scorbut, Thomas Barlow s'exprime ainsi : « dans le groupe que nous avons décrit, il n'y a pas un seul cas où la maladie se soit déclarée chez un enfant nourri au sein ; dans la grande majorité des cas, on trouve que ces enfants avaient été nourris avec ce que l'on peut appeler *des aliments conservés*. En première ligne, citons les différentes spécialités alimentaires, à l'usage des enfants, que l'on prépare en ajoutant de l'eau à certaines poudres (Nestlé's Food, Benger's Food, Mellin's Food, Allenbury's Milk Food, etc...) ; viennent ensuite les différentes préparations de lait concentré et les spécialités alimentaires à base de lait concentré. » (2).

Les observations cliniques et anatomiques de Th. Barlow (3) ne pouvaient laisser aucun doute sur le rôle pathogène des diverses farines lactées et des laits condensés dans la production du scorbut ; d'où la répugnance initiale à introduire les laits condensés dans l'alimentation infantile.

Depuis les premières recherches sur ce sujet, on a expérimenté les diverses variétés de laits condensés et après de longues et patientes observations on a pu établir une distinction capitale entre la valeur alibile des *laits condensés non sucrés* et celle *des laits condensés sucrés*

---

(1) O. Buriléano. Utilisation du sucre dans l'alimentation des nourrissons normaux et atrophiques. *Thèse* de Paris, 1920.

(2) Voir le volume: *Comment sauvegarder les bébés* par le Dr G. Variot. Librairie O. Doin, 1922. Le sucre dans l'alimentation infantile, p. 205 et suivantes.

(3) *Th. Barlow*, Scurvy, *Cyclopedia of Diseases of Children de Keating.*

Il est bien démontré maintenant que ces derniers laits sucrés ne sont pas scorbutigènes et présentent de sérieux avantages, lorsqu'ils sont bien maniés, pour les nourrissons.

Les premiers résultats favorables ont été annoncés en France, et spécialement en Normandie où fonctionne depuis plus de trente ans la grande usine de laits stérilisés et condensés Gallia, fondée à Neufchâtel-en-Bray par M. Escuyer, dirigée ensuite par M. Jules Siegfried fils et actuellement par la Société Anonyme des Fromageries Ch. Gervais. Dès 1891, dans un rapport sur le fonctionnement de la « Société protectrice de l'enfance de Rouen », le docteur de Welling, président, vantait en ces termes les bons effets du lait condensé. « Les résultats obtenus ont confirmé toutes nos espérances et depuis dix ans que nous employons le lait condensé, nous n'avons plus observé un seul cas de diarrhée chez les enfants élevés de la sorte ; il arrive même très rarement qu'ils soient atteints d'une diarrhée légère. »

M. de Welling ajoute : « Nous savons que bien des préventions existent contre ce mode d'alimentation, surtout chez les personnes qui n'ont jamais eu l'occasion de l'employer ; mais les raisonnements ne pourront détruire les résultats obtenus par une longue pratique. » La mortalité infantile par diarrhée, avec cet élevage artificiel, serait tombée à 0, d'où la nécessité de distribuer des boîtes de ce lait dans la classe ouvrière.

Depuis 1891, la Société protectrice de l'enfance a continué de distribuer du lait condensé et, en 1910, voici les conclusions du rapport présenté à cette société : « En 1910, le lait condensé a été donné à 54 enfants dont 12 enfants jumeaux ; il a été constaté parmi ces enfants 1 décès par athrepsie, 2 par broncho-pneumonie, et 1 par méningite tuberculeuse, ce qui donne une mortalité de 7,4 %. Depuis 1894, le lait condensé a été distribué à 657 enfants parmi lesquels il s'est produit 55 décès, ce qui donne la proportion de 8 % ; 21 de ces enfants sont décédés de diarrhée, ce qui donne la proportion de 3 %. Le Dr Flamain, chirurgien en chef de la maternité de Châlons-sur-Marne, avait obtenu aussi pendant plus de 20 ans des résultats très satisfaisants en élevant des nourrissons au lait condensé et il en recommandait vivement l'emploi.

Cette longue expérience, faite par des médecins qui maniaient le lait condensé sucré Gallia en Normandie, était peu connue, jusqu'à un travail de M. Adrien Loir, directeur du Bureau d'hygiène du Hâvre, publié en 1912 dans le *Bulletin médical* et jusqu'à une communication que cet auteur vint faire, la même année, à la Conférence nationale des *Gouttes de lait* qui se réunit à Fécamp. Après avoir rappelé les travaux cités plus haut, M. Loir exposa les heureux effets qu'il avait obtenus, en 1911, avec le lait condensé ; il spécifia qu'il avait manié le lait condensé sucré fabriqué à Neufchâtel-en-Bray. L'été avait été très chaud et très sec, le lait était devenu rare et M. Loir était parvenu, malgré ces conditions défavorables, à prémunir les nourrissons du Hâvre contre les diarrhées et le choléra infantile. M. Loir proposait même de *recommander* par *voie d'affiche* le lait condensé dans l'alimentation des bébés.

A ce moment, on n'était pas encore fixé sur la valeur nutritive réciproque des divers laits condensés et M. Loir ne spécifiait pas que l'on dût employer de préférence le lait condensé sucré qui est préparé à une température peu élevée et non surchauffé à 115° ou à 120°, comme les laits condensés non sucrés.

A la fin de l'année 1912 et en 1913, avec mes collaborateurs, MM. Lavialle et Rousselot, je poursuivis, à l'Institut de puériculture de l'Hospice des enfants assistés, des recherches méthodiques sur l'utilisation des laits condensés par les nourrissons. J'avais alors un champ d'observation très étendu à la nourricerie Parrot et dans les diverses crèches de l'hospice dépositaire; notre travail fut présenté à la Société de pédiâtrie en 1914 (1).

Nos premières expériences ont porté sur 20 nourrissons dont un certain nombre fréquentaient aussi notre *Goutte de lait* de Belleville et nous avons employé exclusivement le lait condensé sucré de la marque Gallia, qui peut-être distribué en boîtes aux femmes du peuple. Ce lait se conserve très bien pendant 2–3 jours après que la boîte a été perforée. Comme les observateurs précités, nous avons constaté que les enfants nourris avec ce lait pendant 2 et 3 mois avaient des fonctions digestives régulières et présentaient des selles de consistance normale; que ce lait était convenablement assimilé et même que l'accroissement pondéral dépassait souvent 30 gr. par jour. Il nous a même paru que l'accroissement pondéral était proportionnellement plus rapide que l'accroissement statural.

Ces premières recherches ont été le point de départ de travaux de laboratoire poursuivis, à l'Institut de puériculture des enfants par M. Lavialle, aujourd'hui professeur à la Faculté de pharmacie de Strasbourg et par M. Longevialle pour déterminer sous quelle forme le sucre était incorporé dans le lait condensé.

Ces auteurs sont arrivés à cette conclusion que le sucre n'est pas à l'état de combinaison, mais reste à l'état libre dans le lait et ils admirent, avec M. Armand Gautier, que les effets favorables obtenus dans les dyspepsies infantiles étaient dûs à la présence du saccharose libre. Le lait saccharosé, condensé ou non, entraînerait par action reflexe une hypersécrétion des glandes digestives. Cette opinion semble corroborée par ce fait qu'il arrive souvent que les enfants nourris aux laits hypersucrés ont une salivation abondante et quelques vomissements glaireux traduisant une véritable gastro-succhorée.

Partant de cette donnée que le lait condensé fournit un mélange lacté sucré à 10 % environ, nous avons tenté, avec M. Lavialle, de fabriquer des laits hypersucrés non condensés en additionnant de sucre des laits ordinaires qui ont été portés à l'ébullition ou surchauffés à l'autoclave à 108°. Ces laits frais hypersucrés nous ont paru donner aussi des résultats satisfaisants.

La Maison Lepelletier, en appliquant ce procédé d'hypersucrage au lait homogéneisé, est parvenue a préparer un lait hypersucré d'une

(1) Etude des propriétés anti-émétiques du lait condensé sucré par M. M. Variot, Lavialle et Rousselot. *Bulletin de la Société de pédiâtrie de Paris*, février 1913.

grande valeur énergétique qui, stérilisé à 108°, se conserve bien et est remarquablement utilisé par les nourrissons débiles ou dyspeptiques (1).

Dans une autre série de recherches, faites en 1913-1914 avec mon interne M. L. Monod, sur la valeur nutritive du lait de vache cru, j'ai pu recueillir des notions intéressantes sur l'influence du sucrage pour l'utilisation physiologique du lait non bouilli par le nourrisson.

Après avoir donné du lait cru pur pendant plusieurs jours à quelques nourrissons, avec des résultats peu satisfaisants, nous avons fait ajouter à ce lait cru pur une cuillère à café de sirop de sucre du codex dosé à 180 % ; donc, chaque cuillère à café contient environ 3,5 gr. de sucre.

La quantité de sucre ajoutée ainsi à 8 biberons (sans changer les rations quantitatives qui étaient en général de 90 gr. par biberon en 24 heures) est d'environ 28-30 gr. par jour. Sur 9 observations suivies rigoureusement, avec analyse coprologique, pour étudier l'utilisation physiologique du lait cru sucré, nous sommes arrivés aux conclusions suivantes : l'addition du sucre au lait de vache cru, pur ou mouillé, nous a paru stimuler l'accroissement en poids des nourrissons, et alors qu'ils étaient restés à peu près stationnaires pendant 2-3 semaines au lait non sucré, l'assimilation devenait bien plus rapide. Il y a lieu de penser comme l'a dit Chauveau, que « le sucre est, pour l'animal convenablement nourri, le combustible de choix, non seulement dans l'exercice mais aussi au repos ». Le sucre favoriserait-il la digestibilité et la chimification des principes constituants du lait (substances protéiques, graisses, etc.) et par suite leur absorption ? Rappelons, d'ailleurs, que la conclusion générale de ces expériences était nettement défavorable à l'emploi du lait cru pur dans l'élevage artificiel (2).

Jusqu'en 1914, notre expérience personnelle du lait condensé sucré dans l'allaitement était encore bien restreinte ; elle ne portait que sur un nombre limité de nourrissons et n'avait duré que quelques mois ; or, nous savons que pour juger définitivement la valeur alibile d'un lait, il faut en prolonger l'usage exclusif pendant 8-10 mois sur le même enfant.

Ce n'est souvent qu'après ce long délai qu'apparaissent les accidents du scorbut infantile et les manifestations du rachitisme. Mais, les circonstances résultant de la guerre que nous avons dû soutenir contre l'Allemagne nous ont imposé l'usage des divers laits condensés dont nous avons pu ainsi étudier complètement la valeur nutritive. En août 1914, les transports entièrement mobilisés pour les besoins de l'armée ne permettaient plus l'adduction des laits frais à Paris et nous dûmes distribuer du lait condensé Gallia aux nourrissons de l'Hospice des enfants assistés et à ceux qui fréquentaient la *Goutte de lait* de Belleville, où nous avions l'habitude de manier le lait Gallia en bouteilles (surchauffé à 108°).

---

(1) Dr Longevialle. — Le lait hypersucré dans le traitement des dyspesies infantiles avec vomissement. *Thèse* de **Paris, 1914.**

(2) Observations sur la valeur nutritive du lait de vache cru et sur l'influence du sucre sur l'utilisation physiologique du lait par le nourrisson par MM. Variot et Lorenz Monod. *Bulletin de la Société de pédiâtrie,* février 1914.

Puis, durant la guerre, surtout en 1917, la crise du lait frais à Paris devint très forte et nous fûmes réduits à ne manier dans nos crèches et nos *Gouttes de lait* que des laits condensés. Nous avons toujours donné la préférence à la marque française Gallia ; mais nous avons eu aussi d'heureux effets de l'emploi du lait condensé sucré de la marque Berna et de la marque américaine Eagle Brand.

Depuis 1914, j'ai fait utiliser pour l'allaitement artificiel soit à l'Institut de puériculture de l'hospice des enfants assistés soit à la *Goutte de lait* de Belleville, ou à celle plus nouvelle de l'Hôpital du Perpétuel secours, plus de 200.000 boîtes de lait condensé Gallia, à plus de 6.000 nourrissons, dont le plus grand nombre ont été inspectés, pesés et toisés régulièrement pendant une année et plus. Les craintes de maladie de Barlow doivent être définitivement écartées. Jamais, je n'ai observé un cas de scorbut infantile ; au contraire, les bébés nourris au lait condensé sucré ont un aspect floride en général et un teint rose que l'on voit rarement chez les enfants dont le biberon est chargé avec du lait ordinaire.

Les manifestations rachitiques que j'ai pu constater chez les nourrissons ainsi nourris étaient légères en général, consistaient en un ressaut costal plutôt qu'en un véritable chapelet et ne s'accompagnaient pas de déformation des os longs ; mais, par contre, il est assez habituel de voir utiliser si bien le lait condensé que les bébés deviennent parfois un peu obèses ; ils sont un peu mafflus, avec une désharmonie, une dissociation de la croissance pondérale et staturale ; il n'est pas rare que le poids soit supérieur d'un kgr. à celui qui correspondrait normalement à la taille d'après les tables de croissance. Il suffit pour remédier à ces troubles légers de la nutrition de diminuer un peu les rations de lait condensé ou mieux encore de changer de lait et de recourir au lait ordinaire stérilisé à l'appareil de Soxhlet ou aux laits surchauffés à 108° homogénéisés ou non.

Ces mutations lactées m'ont paru avantageuses après que les enfants ont reçu pendant 6 mois et plus du lait condensé. Peut-être, le retard de l'accroissement statural relativement à l'accroissement pondéral est-il lié à l'abaissement léger du taux des phosphates dans le lait obtenu en diluant le lait condensé dans l'eau ; ce taux n'est que de 2 0/00 au lieu de 3 0/00 dans le lait de vache ordinaire. (Voir plus haut les analyses chimiques des laits condensés).

Pour que l'accroissement des nourrissons soit régulier, pour qu'il y ait harmonie staturale et pondérale, il importe de bien fixer le mode d'administration du lait condensé sucré ; les enfants ne doivent pas être suralimentés mais ils ne doivent pas être surtout hypoalimentés. M. de Welling avait proposé d'abord de délayer pour les nouveaux nés, dans la première semaine, une cuillerée à café de lait dans 14 cuillerées à café d'eau bouillie ; puis, plus tard, il conseille un mélange d'une cuillerée à dessert de lait pour 14 cuillerées à dessert d'eau.

Nous ne conseillerions pas d'adopter ces proportions, la quantité de lait est insuffisante relativement à la quantité d'eau et on risquerait de distendre et de forcer l'estomac du nouveau-né en lui faisant ingérer une quantité trop forte de cette mixture lactée trop faible. Nous employons avec un succès presque constant le procédé suivant, pour régler la ration des nouveau-nés et des nourrissons plus âgés : une cuillerée à café de lait condensé pour 40 gr. d'eau bouillie, soit 8 cuillerées à café, puis une cuillerée à café et demie pour 60 gr. d'eau bouillie, deux cuillerées à café pour 80 gr. d'eau bouillie et ainsi de suite en suivant les progrès de la ration suivant l'âge.

Si l'on constate que l'accroissement pondéral anticipe sur l'accroissement statural chez les nourrissons qui sont pesés et toisés chaque semaine, comme nous le faisons à la *Goutte de lait* de Belleville, il y a lieu de réduire un peu la proportion de lait dans l'eau bouillie. Inversement, si l'accroissement pondéral se ralentit sans trouble pathologique apparent, on relèvera la ration de lait ; mais, nous ne conseillons pas de forcer la dose de lait et de dépasser une cuillerée à café pour 40-50 gr. d'eau bouillie. Nous avons noté plusieurs fois des troubles dyspeptiques plus ou moins sérieux chez des enfants qui avaient reçu des doses massives de lait condensé dans des quantités d'eau insuffisantes.

Telles sont les méthodes employées par nous sur des milliers de nourrissons depuis 9 années avec des résultats extrêmement satisfaisants en général. Les insuccès sont rares. Quelques nourrissons, pour des raisons qu'il est difficile de fixer, ne supportent pas bien ces laits ; en ce cas il faut faire une mutation lactée, recourir au lait surchauffé ordinaire pour les enfants débiles ou dyspeptiques. Nous avons observé quelques nourrissons élevés au lait condensé sucré présentant des manifestations plus ou moins étendues, d'eczéma, qui cèdent très vite à l'emploi du lait homogénéisé Lepelletier. Le rachitisme est rare et léger, l'ossification se fait normalement ; quant au scorbut infantile, nous le répétons, nous ne l'avons jamais observé.

Nous ne conseillons pas de préparer les rations à l'avance, ni surtout de délayer la quantité totale de lait condensé dans l'eau bouillie pour 24 heures. Le lait condensé sucré, ainsi que nous l'avons indiqué, est une confiture de lait qui se conserve très bien, même lorsque la boîte a été perforée, quoique sa stérilisation ne soit pas absolue. Mais, si on délaie à l'avance ce lait dans l'eau, surtout l'été, les ferments qu'il contient sont réviviscents et leur pullulation peut être rapide. On pourrait craindre alors l'apparition de la diarrhée ou d'autres troubles gastro-intestinaux. Mais ce n'est pas seulement à l'état normal que nous observons les effets favorables de cette alimentation. Le lait condensé sucré a des effets antiémétiques incontestables ; chez les nourrissons dyspeptiques et vomisseurs, il agit comme un médicament puissant en même temps que comme un aliment de choix dans l'élevage artificiel.

Il n'est pas toujours aisé de démêler la cause des vomissements ; sont-ils dus à l'hypoalimentation ou à la suralimentation ou à d'autres facteurs ? Quoi qu'il en soit l'effet à peu près constant de la substitution du lait condensé sucré au lait ordinaire est l'arrêt très rapide, parfois même immédiat, des vomissements qui persistaient depuis plus ou moins longtemps.

Nous sommes arrivés à cette conclusion que c'est le sucre ajouté au lait qui lui confère ses propriétés antiémétiques, car si on emploie les laits condensés non sucrés à la même dose, les nourrissons continuent de vomir, de même que si on recourt aux laits stérilisés ordinaires ; en redonnant le lait condensé sucré on obtient la cessation des vomissements. Dans nombre de cas, nous avons obtenu la guérison de nourrissons tombés dans un degré d'atrophie grave, ne pesant que la moitié du poids qu'ils auraient dû peser à leur âge. C'est surtout chez les enfants hypoalimentés que le lait condensé sucré donne des accroissements de poids extrêmement rapides, jusqu'à 300 et 400 gr. dans la première semaine ; dans un cas, j'ai observé un accroissement de 2400 gr. en 31 jours chez un nourrisson hypotrophique de 15 mois qui ne pesait que 5600 gr à son entrée à la crèche des enfants assistés (1).

Mon assistant, M. Buriléano a bien résumé, dans sa thèse inaugurale, les bons effets du lait condensé sucré pour restaurer les nourrissons atrophiques et hypotrophiques. Il est impossible, dans cette question, de séparer l'atrophie infantile de l'hypotrophie infantile : « l'atrophie infantile est un syndrome qui se manifeste principalement par un retard plus ou moins prolongé ou même par un arrêt des croissances du poids et de la taille ». « L'hypotrophie est l'atrophie infantile persistant pendant la deuxième, la troisième année et même au-delà » (G. Variot).

Ce syndrome a une étiologie très variée. Toute cause amenant, chez les parents ou chez les enfants, l'affaiblissement de l'organisme est susceptible d'entraver ultérieurement la croissance. Le plus grand nombre de cas d'atrophie infantile doit être mis sur le compte de troubles digestifs, dûs à des fautes d'hygiène alimentaire. Le nourrisson pour bien se porter et continuer à s'accroître a besoin d'une ration alimentaire suffisante et de bonne qualité. Cette ration doit être proportionnelle à ses besoins d'énergie. L'enfant ne peut pas faire d'économies en vue des besoins futurs ; il ne peut gaspiller l'excédent d'une alimentation surabondante, ni s'accomoder d'un aliment de mauvaise qualité. Dans un cas, comme dans l'autre, son organisme souffre et cette souffrance a, comme conséquence, l'atrophie ou l'hypotrophie, suivant l'âge auquel les infractions d'hygiène alimentaire ont commencé. L'atrophique est un enfant très amaigri. Si le poids perdu ou non acquis est proportionnel au degré de l'amaigrissement, la taille n'est pas toujours influencée dans les mêmes proportions. Parfois les arrêts de croissance, pondérale et staturale, sont harmoniques ; dans ce cas l'atrophie est complète. Le plus souvent, il y a une dissociation de ces deux croissances. Un enfant de 11 mois, par exemple, pèse 6 kgr. et mesure 0,67 c. ; il a donc le poids d'un enfant de 4 mois et la taille d'un enfant de 9 mois.

Le retard dans l'apparition des points d'ossification complémentaire des épyphises est en rapport avec le retard de la croissance staturale. Toutes ces constatations, faites pour la première fois par M. Variot, lui ont permis de dire que « les enfants ont, en général, l'âge de leur taille et non l'âge de leur poids ». Ces remarques ont non seulement un intérêt spéculatif, mais une grande portée pratique.

(1) Grande hypotrophie due à l'hypoalimentation. Guérison par le lait condensé sucré. *Clinique infantile*, 15 novembre 1913.

A cause de cette dissociation des croissances pondérale et staturale, l'atrophique a une surface rayonnante plus grande que celle d'un enfant de son poids et, conformément à la loi des surfaces de M. Richet, il a des dépenses d'énergie relativement supérieures à celles des enfants de son âge : en même temps, ses apports nutritifs sont trop faibles à cause des troubles digestifs ou de l'insuffisance de la ration alimentaire. L'atrophique se trouve donc dans les mêmes conditions qu'un animal en état d'inanition expérimentale partielle et prolongée. Ce dernier, d'après des expériences de Voit, Pettenkofer et Rubner, réduit ses dépenses et brûle ses réserves de graisse d'abord, ses tissus ensuite. C'est ce que fait l'atrophique ; sa croissance est arrêtée ; il essaie, sans toujours réussir, de diminuer ses pertes de chaleur.

Les recherches du Dr Saint-Albin, inspirées par M. Variot, ont montré que les atrophiques sont tantôt hyporayonnants, tantôt hyper-rayonnants ; en même temps, ils brûlent leurs propres tissus. La preuve de cette autophagie, c'est le taux élevé d'urée qui se trouve dans les urines (Parrot et Robin). « Pour vivre, l'enfant se consomme et le terme de son existence est la limite de cette autophagie » (Parrot).

Si les fautes d'hygiène alimentaire sont combattues à temps, les lésions organiques étant minimes, le petit atrophique se rétablit avec une rapidité surprenante.

L'atrophique en voie de guérison a besoin d'une forte ration alimentaire pour supporter ses grandes dépenses de chaleur, réparer ses pertes et satisfaire sa capacité de croissance.

Le lait hypersucré est l'aliment de choix dans ce cas, parce qu'il est de digestion facile et fournit un grand nombre de calories sous un petit volume. Rappelons que les 100 gr. de sucre, qui se trouvent dans un litre de lait hypersucré, représentent 400 calories directement utilisables, sans autres transformations que le dédoublement par l'invertine intestinale et que le sucre est en même temps un élément d'épargne pour l'albumine.

L'atrophique nourri au lait hypersucré a des selles bien digérées et le taux d'urée diminue dans les urines. L'augmentation de poids journalière est de 30-50 gr., quelquefois 100 et même 200 gr. et le petit malade atteint rapidement le poids et la taille des enfants de son âge. Les chairs deviennent dures, le tissu adipeux se développe et les téguments se colorent d'un beau rose. La ration journalière de lait doit être établie d'après la formule de M. Variot en multipliant le chiffre de la taille par le coefficient 14. La durée d'emploi du lait hypersucré est variable et subordonnée à la disparition des troubles de digestion, vomissements ou de nutrition (atrophie).

J'insisterai ; en terminant, sur la grande valeur préventive des laits condensés contre les diarrhées des nourrissons si redoutables pendant les chaleurs ; il n'y a pas lieu d'en être surpris puisque le sucrage et la stérilisation rendent ces laits infermentescibles.

Les premiers observateurs, MM. de Welling et Loir, avaient été très frappés, à Rouen et au Havre, de voir les enfants nourris au lait condensé ne présenter aucun trouble digestif pendant l'été, alors que ceux qui consommaient du lait ordinaire fermenté, mouraient en grand nombre. C'est bien à la stérilisation du lait condensé qu'on doit ces propriétés prophylactiques, car, depuis 1892, nous avons relevé aussi, avec le Dr Paul Roger, l'absence de diarrhée chez les nourrissons élevés à la *Goutte de lait* de Belleville, avec le lait Gallia, en bouteille, qui est surchauffé à 108° et dans lequel les microbes sont détruits. Notons que ce lait absolument stérile n'est pas non plus scorbutigène ; les *vitamines* ne sont détruites que par des températures atteignant 115°-120°, telles que celles employées pour la stérilisation des laits condensés non sucrés.

Mais, il y a plus, aussi bien chez les adultes que chez les enfants, les laits condensés sucrés peuvent être utilisés pour combattre les diarrhées et les catarrhes intestinaux si on les dilue dans l'eau de riz. La décoction de riz (deux cuillerées à soupe de riz bouilli une demi-heure dans 1 litre d'eau) constitue le meilleur des médicaments pour combattre la diarrhée des nourrissons et pour rétablir la régularité des fonctions gastro-intestinales, si instables à cet âge. Très vite, après un jour ou deux d'emploi d'eau de riz pure, on peut y délayer une cuillerée à café de lait condensé sucré qui renforce beaucoup la valeur nutritive de l'eau de riz. On associe l'eau de riz au lait condensé sucré tant que les fonctions digestives sont relâchées. En Extrême-Orient, les diarrhées des adultes peuveut être soignées et guéries par cette méthode thérapeutique extrêmement simple, qui a déjà fait ses preuves entre les mains d'un grand nombre de médecins.

CONCLUSIONS

Il ressort de l'exposé que nous avons fait que la fabrication des laits condensés constitue un important progrès dans l'alimentation humaine. On est parvenu, par des méthodes diverses, à réduire le volume d'un produit alimentaire liquide de premier ordre et à en assurer parfaitement la conservation malgré son altérabilité. Le lait sous cette forme nouvelle, est devenu plus aisément transportable. On a pu dire d'une manière vulgaire mais juste, que le lait condensé c'était « la vache dans le placard » ; il est d'un usage courant dans les traversées maritimes et même au cours des expéditions lointaines dans les régions coloniales où la laiterie est encore inconnue, dans les armées, dans les hôpitaux de campagne. Dans nos *Gouttes de lait* qui complètent si heureusement les consultations, puisqu'on y contrôle, par la balance et la toise, l'élevage des nourrissons, nous pouvons distribuer, avec sécurité et même avec succès, les laits condensés stérilisés à une basse température et additionnés de sucre. Cette dernière substance est un conservatif inoffensif et renforce même la valeur énergétique du lait.

Dans l'alimentation des adultes, on peut recourir aux laits condensés surchauffés à 120° ou aux laits condensés sucrés. Mais, on devra avoir égard à ce fait que la surchauffe à 120°, qui stérilise entièrement les ferments vivants, détruit aussi les vitamines du lait et que la valeur alibile n'est plus entière. Ces laits serviront sans inconvénient à l'alimentation des adultes parce qu'ils n'y entrent que pour une part. Les vitamines indispensables à la nutrition seront trouvées par l'organisme dans les autres substances qui entrent dans l'alimentation usuelle : viandes, céréales, légumes, etc...

Comme nous l'avons établi par le témoignage de nombreux médecins et expérimentateurs, l'usage prolongé des laits surchauffés, comme aliment unique des nourrissons pendant des mois, les expose à des accidents plus ou moins graves de scorbut infantile ; on ne saurait donc en recommander l'emploi prolongé.

Par contre, le lait condensé sucré stérilisé à basse température nous a donné les résultats les plus satisfaisants, et c'est par milliers qu'on est parvenu à élever les nouveau-nés sans qu'on ait jamais observé de troubles scorbutiques. Les hydrates de carbone surajoutés au lait sont très bien utilisés et il n'est pas rare même d'observer que le poids des enfants soit un peu trop fort relativement à leur taille ; il y a indication alors de réduire la ration ou même de changer de lait si les réserves graisseuses ne diminuent pas.

Dans la gamme des laits qui nous permettent d'élever artificiellement les nourrissons avec sécurité, les laits condensés sucrés, bien maniés, tiennent une place honorable à côté des laits stérilisés à l'appareil Soxhlet, des laits en bouteille surchauffés à 108°, des laits surchauffés à 108° et homogénéisés, des laits surchauffés homogénéisés et hypersucrés.

Les laits homogénéisés et surchauffés peuvent, après 5-6 mois, devenir scorbutigènes, mais, pendant les premiers mois de la vie, ces laits sont très bien utilisés même par les débiles et nous rendent de grands services.

Il suffit de savoir qu'on ne doit pas prolonger l'usage des laits homogénéisés au-delà de 5-6 mois consécutifs. On doit considérer que la fabrication des laits stérilisés industriellement, condensés ou non, a contribué largement aux progrès considérables de l'allaitement artificiel et au bon fonctionnement des institutions pour le contrôle des nourrissons. Les laits stérilisés par la surchauffe ou les laits condensés sucrés, dont la conservation est assurée, sont bien plus aisés à manier que les laits ordinaires dans nos grandes distributions populaires.

Il est bien remarquable que l'industrie en fabriquant des laits surchauffés à 108°, homogénéisés ou non, ou des laits condensés, avait surtout en vue la bonne conservation d'un produit altérable et la facilité de son transport. Ce n'est que par de longs et patients essais dans nos *Gouttes de lait* sur une multitude d'enfants que nous avons pu établir que les procédés de stérilisation, d'homogénéisation ou de condensation avaient une portée plus étendue : bien loin de nuire à la valeur alibile du lait, ces modifications facilitent au contraire son assimilation par les nourrissons ; la surchauffe à 108° modifie profondément la caséine et la rend plus digestible que celle du lait cru ou simplement bouilli ; l'homogénéisation ou la fixation est une sorte d'émulsion du beurre qui le rend utilisable pour des nourrissons débiles. Nous avons donc une grande variété de laits industriels et il nous est loisible de recourir à l'un ou à l'autre de ces laits suivant la capacité digestive d'un nourrisson. La régularité des fonctions digestives dans ces conditions et, surtout, la suppression des diarrhées infantiles, qui sévissaient avant la stérilisation des laits, a eu comme heureux contre-coup une grande simplification des méthodes thérapeutiques. Plus l'étude de l'hygiène infantile se perfectionne, plus on se convainc que les anciens médicaments doivent être remplacés par des choix judicieux parmi les laits industriels.

Signalons en terminant que la conservation, c'est-à-dire l'évaporation d'une quantité plus ou moins grande de l'eau de composition du lait ne nuit que peu à sa valeur alibile.

Il ne semble pas en être de même de la dessication complète des laits. D'ailleurs, les laits ne peuvent être desséchés qu'après avoir été écrémés, ce ne sont donc pas des laits entiers : les premiers essais, que nous avons faits avec les laits en poudre dans l'élevage artificiel, ont été peu encourageants et nous avons dû les interrompre. Il est vraisemblable que la privation complète d'eau, la dessication interviennent aussi pour expliquer les troubles nutritifs produits par les aliments en poudre, tels que farines lactées et Foods divers plus usités encore en Angleterre qu'en France.

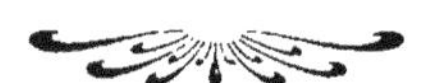

IMP. DES EDITIONS MEDICALES. — 7, rue de Valois, PARIS

www.ingramcontent.com/pod-product-compliance
Ingram Content Group UK Ltd.
Pitfield, Milton Keynes, MK11 3LW, UK
UKHW020522180726
13839UKWH00005B/2257